Prova Costume:
L'Estate
È in ARRIVO !!!!

Prepararsi per la prova costume è un
obiettivo comune, e i tuoi suggerimenti sono
molto utili! Ecco alcune considerazioni
aggiuntive:

Prefazione: Preparazione per la Prova Costume

L'estate è alle porte, e con essa arriva la stagione dei costumi da bagno. Per molti di noi, indossare un costume può essere un momento di ansia e insicurezza. Ma non temere! Questa guida completa ti accompagnerà passo dopo passo nella tua preparazione per la prova costume, aiutandoti a sentirti sicuro, in forma e pronto a goderti il sole.

Affronteremo ogni aspetto con cura e attenzione: dall'alimentazione all'allenamento, dalla scelta del costume giusto all'autostima. Ricorda che sei unico e prezioso, e meriti di sentirti al meglio quando ti mostri al mondo. Quindi, preparati a brillare sotto il sole e a mostrare il tuo miglior sorriso!

Indice :

1. Valutazione Iniziale (1-2 Settimane)

Prima di immergerti nel mondo dei costumi da bagno, prenditi un momento per valutare la tua forma fisica attuale. Stabilisci obiettivi realistici e considera le seguenti domande:

Qual è il tuo livello di attività fisica attuale?

Hai aree specifiche del corpo che desideri migliorare?

Qual è la tua percentuale di grasso corporeo?

2. Alimentazione Consapevole (2-4 Settimane)

Una dieta equilibrata è fondamentale per ottenere risultati visibili. Ecco alcuni suggerimenti:

Riduci le porzioni e scegli cibi nutrienti.

Limita gli zuccheri e gli alimenti ad alto contenuto calorico.

Bevi molta acqua per mantenere la pelle idratata.

3. Allenamento Cardio (3-6 Settimane)

L'allenamento cardio è essenziale per bruciare calorie e migliorare la tua resistenza. Considera queste opzioni:

Cammina all'aperto o su un tapis roulant.

Nuota per coinvolgere tutto il corpo.

Fai jogging o corri per aumentare il battito cardiaco.

4. Esercizi Specifici (4-8 Settimane)

Concentrati su queste aree chiave:

Addominali: Esercizi come crunch e plank aiutano a tonificare gli addominali.

Glutei: Squat e affondi sono ottimi per rassodare i glutei.

Gambe: Lavora su quadricipiti e polpacci.

5. Riposo e Recupero (1-2 Settimane)

Il tuo corpo ha bisogno di tempo per guarire e rigenerarsi. Assicurati di:

Dormire almeno 7-8 ore a notte.

Evitare l'eccesso di allenamento.

6. Esfoliazione e Idratazione (1-2 Settimane)

Prepara la tua pelle per l'esposizione al sole:

Esfolia la pelle per rimuovere le cellule morte.

Usa creme idratanti e protezione solare.

7. Scegli il Costume Giusto (1-2 Settimane)

Trova un costume che valorizzi il tuo corpo:
Prova diversi modelli e colori.

Considera il tuo tipo di corpo e le tue preferenze personali.

8. Autostima e Positività (Sempre)

Accetta te stesso e apprezza i progressi fatti:
Sorridi e cammina con fiducia!

Ricorda che la bellezza viene da dentro.

9. Ultimi Ritocchi (1-2 Giorni Prima)

Preparati per il grande giorno:
Depilazione, manicure e pedicure.

Preparazione mentale: visualizza te stesso con sicurezza.

10. Mostra il Tuo Migliore Sorriso!

L'estate è un momento di gioia e divertimento. Indossa il tuo costume con orgoglio e goditi ogni momento al sole!

Nota: I tempi possono variare a seconda della tua condizione fisica iniziale e dell'impegno personale. Buona fortuna!

Valutazione Iniziale (1-2 Settimane)

Prima di immergerti nel mondo dei costumi da bagno, prenditi un momento per valutare la tua forma fisica attuale. Stabilisci obiettivi realistici e considera le seguenti domande:

1. **Livello di Attività Fisica Attuale**:

   Analizza quanto sei attivo nella tua vita quotidiana. Sei sedentario o ti muovi regolarmente? La tua attività fisica attuale influenzerà il tuo piano di preparazione.

2. **Obiettivi Specifici**:

   Hai un obiettivo specifico per la prova costume? Vuoi tonificare una parte specifica del corpo o migliorare la tua forma generale?

   Considera se desideri perdere peso, aumentare la massa muscolare o semplicemente sentirti più in forma.

3. **Percentuale di Grasso Corporeo**:

Misura la tua percentuale di grasso corporeo. Questo ti darà un'idea di quanto grasso stai portando rispetto alla massa magra.

Identifica le aree del corpo che potrebbero beneficiare di una riduzione del grasso.

4. **Analisi delle Aree da Migliorare**:

Guardati allo specchio e fai un'analisi onesta. Quali parti del tuo corpo vorresti migliorare?

Concentrati su addominali, glutei, gambe o altre zone specifiche.

5. **Condizioni di Salute**:

Considera eventuali condizioni di salute o limitazioni fisiche. Ad esempio, se hai problemi alle ginocchia, dovresti evitare esercizi ad alto impatto.

6. **Tempo a Disposizione**:

Valuta quanto tempo hai prima della prova costume. Se hai solo una settimana, il piano dovrà essere più intensivo rispetto a un periodo di due settimane.

7. **Impegno Personale**:

Quanto sei disposto a impegnarti? La coerenza è fondamentale per ottenere risultati.

Pianifica il tuo programma di allenamento e alimentazione in base al tempo e all'impegno che puoi dedicare.

Ricorda che ogni persona è diversa, quindi adatta questi suggerimenti alla tua situazione personale. Buona fortuna nella tua preparazione per la prova costume!

Alimentazione Consapevole (2-4 Settimane)

Una dieta equilibrata è fondamentale per ottenere risultati visibili. Ecco alcuni suggerimenti:
Riduci le Porzioni e Scegli Cibi Nutrienti:

Porzioni Moderate: Controlla le dimensioni delle porzioni. Mangiare in eccesso può ostacolare i tuoi progressi. Riduci gradualmente le quantità per abituarti a mangiare meno.

Cibi Nutrienti: Opta per alimenti ricchi di nutrienti come frutta, verdura, proteine magre e cereali integrali. Questi ti forniranno energia senza aggiungere calorie vuote.

Limita gli Zuccheri e gli Alimenti Ad Alto Contenuto Calorico:

Zuccheri Aggiunti: Riduci il consumo di zuccheri aggiunti, come quelli presenti in bevande zuccherate, dolci e cibi processati.

Snack Salutari: Scegli spuntini sani come frutta fresca, noci o yogurt magro anziché snack ad alto contenuto calorico.

Bevi Molta Acqua per Mantenere la Pelle Idratata:

L'acqua è essenziale per la tua salute generale e per mantenere la pelle idratata. Bevi almeno 8 bicchieri d'acqua al giorno.

Riduci il consumo di bevande zuccherate e alcoliche, che possono contribuire all'accumulo di calorie vuote.

Pianifica i Pasti e Snack in Anticipo:

Prepara pasti bilanciati e pianifica gli spuntini in anticipo. In questo modo eviterai scelte impulsive e potrai mantenere il controllo sulle calorie.

Varietà e Colori:

Mangia una varietà di cibi per assicurarti di ottenere tutti i nutrienti necessari.

Scegli frutta e verdura di diversi colori per garantire un apporto completo di vitamine e antiossidanti.

Limita il Sale e l'Assunzione di Sodio:

Il sodio può causare ritenzione idrica. Riduci il consumo di cibi salati e preferisci spezie e erbe aromatiche per insaporire i piatti.

Evita Pasti Veloci e Snack Fuori Orario:

Mangiare velocemente può portare a un eccesso di calorie. Fai attenzione a masticare bene e goditi i pasti.

Evita gli spuntini notturni e concentrati su pasti ben bilanciati durante il giorno.

Tieni un Diario Alimentare:

Annota tutto ciò che mangi. Questo ti aiuterà a monitorare le calorie e a individuare eventuali aree di miglioramento.

Consulta un Nutrizionista o Dietologo:

Se hai dubbi o hai bisogno di una guida personalizzata, rivolgiti a un professionista della nutrizione.

Ricorda che l'alimentazione è una parte fondamentale del tuo percorso verso la prova costume. Scegli cibi che ti nutrano e ti aiutino a raggiungere i tuoi obiettivi!

Allenamento Cardio (3-6 Settimane)

L'allenamento cardio è essenziale per bruciare calorie, migliorare la tua resistenza e prepararti per la prova costume. Ecco alcuni suggerimenti per un allenamento efficace:

Camminata All'Aperto o su Tapis Roulant:

La camminata è un ottimo modo per iniziare. Cammina all'aperto o su un tapis roulant.

Mantieni un passo sostenuto e respira profondamente. Puoi anche variare l'intensità alternando tra camminata veloce e lenta.

Nuoto:

Nuotare coinvolge tutto il corpo ed è un ottimo esercizio cardiovascolare.

Se hai accesso a una piscina, nuota regolarmente per bruciare calorie e tonificare i muscoli.

Jogging o Corsa:

Se sei già abituato all'allenamento cardio, considera il jogging o la corsa.

Inizia gradualmente e aumenta la durata e l'intensità nel corso delle settimane.

Bicicletta o Cyclette:

Pedalare è un ottimo modo per allenare il cuore e le gambe.

Se hai una bicicletta, esci all'aperto. Altrimenti, utilizza una cyclette in palestra.

Interval Training:

L'interval training alterna brevi esplosioni di esercizio ad alta intensità con periodi di recupero più leggeri.

Ad esempio, puoi alternare 1 minuto di corsa veloce con 2 minuti di camminata leggera.

Balli Aerobici o Zumba:

Se ti piace ballare, partecipa a lezioni di zumba o balli aerobici.

Questi allenamenti sono divertenti e coinvolgono tutto il corpo.

Monitora la Frequenza Cardiaca:

Utilizza un cardiofrequenzimetro o un'app per monitorare la tua frequenza cardiaca durante l'allenamento.

Cerca di mantenere la frequenza cardiaca nella zona di bruciare grassi.

Varietà e Costanza:

Cambia gli esercizi per evitare la noia e lavorare su diverse parti del corpo.

Fai almeno 3-4 sessioni di allenamento cardio ogni settimana per ottenere risultati visibili.

Riscaldamento e Raffreddamento:

Prima di iniziare, fai un breve riscaldamento per preparare i muscoli.

Alla fine dell'allenamento, raffredda gradualmente il corpo con esercizi a bassa intensità.

Ascolta il Tuo Corpo:

Se senti dolore o affaticamento eccessivo, rallenta o ferma l'allenamento.

Consulta un professionista se hai dubbi sulla tua capacità di fare esercizio.

Ricorda che l'allenamento cardio dovrebbe essere graduale e adattato alle tue esigenze personali. Buon allenamento!

Esercizi Specifici (4-8 Settimane) Ottimo, ora entriamo nel dettaglio degli esercizi specifici per prepararti al meglio per la prova costume. Concentrati su queste aree chiave:
Addominali:

Crunch: Sdraiati sulla schiena con le ginocchia piegate e le mani dietro la testa. Solleva la parte superiore del corpo verso le ginocchia, contrai gli addominali e torna alla posizione di partenza.

Plank: Posizionati a terra con i gomiti piegati e le gambe tese. Mantieni il corpo dritto e sollevato, sostenendoti sugli avambracci e le punte dei piedi. Tieni la posizione per alcuni secondi.

Glutei:

Squat: In piedi, con i piedi alla larghezza delle spalle, piega le ginocchia e abbassa il bacino come se ti stessi sedendo su una sedia invisibile. Torna in posizione eretta.

Affondi: Fai un passo avanti con una gamba e abbassa il ginocchio posteriore verso il pavimento. Alterna le gambe.

Gambe:

Quadricipiti: Esegui esercizi come lo squat e gli affondi per coinvolgere i quadricipiti.

Polpacci: Solleva i talloni in piedi e abbassali lentamente. Puoi farlo anche su una superficie rialzata come un gradino.

Utilizza Pesi Leggeri per Tonificare i Muscoli:

Aggiungi pesi leggeri ai tuoi esercizi per aumentare la resistenza e tonificare i muscoli.

Ad esempio, puoi fare affondi con manubri o sollevamenti laterali per le braccia.

Varietà e Progressione:

Cambia gli esercizi per evitare la noia e lavorare su diverse parti del corpo.

Aumenta gradualmente il peso o il numero di ripetizioni per sfidare i muscoli.

Riposo e Recupero:

Dopo ogni allenamento, concedi almeno un giorno di riposo per permettere ai muscoli di guarire Dormi bene per favorire il recupero.

Ascolta il Tuo Corpo:

Se senti dolore o affaticamento eccessivo, rallenta o ferma l'allenamento.

Consulta un professionista se hai dubbi sulla corretta esecuzione degli esercizi.

Ricorda che la costanza è fondamentale. Mantieni un programma di allenamento regolare e adatta gli esercizi alle tue esigenze personali. Buon lavoro!

Riposo e Recupero (1-2 Settimane)

Il riposo e il recupero sono fondamentali per ottenere risultati ottimali e mantenere la tua forma fisica. Ecco alcuni suggerimenti per questa fase:

Tempo di Recupero:

Dopo gli allenamenti intensi, il tuo corpo ha bisogno di tempo per guarire e rigenerarsi.

Concediti almeno un giorno di riposo tra le sessioni di allenamento.

Sonno Adeguato:

Dormi almeno 7-8 ore a notte. Il sonno è essenziale per il recupero muscolare e il benessere generale.

Un buon riposo migliora anche la tua capacità di concentrazione e la tua resistenza.

Alimentazione Post-Allenamento:

Dopo l'allenamento, consuma cibi ricchi di proteine e carboidrati per aiutare i muscoli a recuperare.

Un frullato proteico o uno spuntino con yogurt e frutta sono ottime opzioni.

Idratazione:

Bevi molta acqua per mantenere il corpo idratato. L'idratazione favorisce il recupero e aiuta a prevenire crampi muscolari.

Attività a Basso Impatto:

Durante il periodo di recupero, opta per attività a basso impatto come lo yoga o il nuoto leggero.

Queste attività aiutano a mantenere il corpo attivo senza sovraccaricare i muscoli.

Massaggi e Stretching:

Un massaggio rilassante può aiutare a sciogliere la tensione muscolare.

Dedica del tempo allo stretching per migliorare la flessibilità e prevenire infortuni.

Mentale e Emotivo:

Prenditi cura della tua salute mentale. Il recupero non riguarda solo il corpo, ma anche la mente.

Medita, pratica la respirazione profonda o goditi momenti di tranquillità.

Evita l'Eccesso di Allenamento:

Non forzare il corpo oltre i suoi limiti. Ascolta i segnali che ti invia.

Se senti dolore persistente, consulta un professionista.

Preparazione Mentale per la Prova Costume:

Visualizza te stesso con sicurezza e immagina di indossare il tuo costume con orgoglio.

La tua mentalità influenzerà la tua sicurezza e il tuo atteggiamento.

Sorridi e Cammina con Fiducia!

Alla fine, ricorda che la tua autostima e positività sono parte integrante del tuo aspetto migliore.

Sorridi e mostra al mondo la tua bellezza!

Buon recupero e preparati a brillare sotto il sole!

Esfoliazione e Idratazione (1-2 Settimane)

Preparare la tua pelle per l'esposizione al sole è essenziale per sentirsi sicuri in costume da bagno. Ecco come farlo:

Esfoliazione:

L'esfoliazione rimuove le cellule morte dalla superficie della pelle, rendendola più liscia e luminosa.

Utilizza uno scrub esfoliante o un guanto esfoliante sotto la doccia. Concentrati su aree come gambe, braccia e schiena.

Preparazione della Pelle:

Prima di esfoliare, ammorbidisci la pelle con un bagno caldo o una doccia.

Esfolia delicatamente, evitando di irritare la pelle.

Idratazione:

Usa creme idratanti per mantenere la pelle morbida ed elastica.

Scegli prodotti a base di ingredienti naturali come aloe vera o burro di karité.

Protezione Solare:

Applica sempre una crema solare con un alto SPF prima di esporre la pelle al sole.

Proteggere la pelle dai raggi UV previene scottature e invecchiamento precoce.

Dopo l'Esposizione al Sole:

Dopo una giornata al mare o in piscina, risciacqua la pelle per rimuovere il sale o il cloro.

Applica una crema idratante per lenire la pelle.

Bevi Molta Acqua:

L'idratazione inizia dall'interno. Bevi molta acqua per mantenere la pelle idratata e luminosa.

Protezione Labbra e Occhi:

Non dimenticare di proteggere anche le labbra e gli occhi.

Usa un balsamo labbra con SPF e indossa occhiali da sole con protezione UV.

Evita l'Esposizione Eccessiva al Sole:

Evita di stare al sole nelle ore più calde della giornata (tra le 10:00 e le 16:00).

Usa un cappello a tesa larga per proteggere il viso e il collo.

Dopo l'Esposizione al Sole, Rinfrescati:

Dopo una giornata al mare, fai una doccia per rimuovere il sale e la sabbia.

Applica una lozione doposole per lenire la pelle.

Sorridi e Mostra la Tua Pelle Radiosa!

Una pelle ben curata e idratata ti farà sentire sicuro e pronto per la prova costume.

Buona preparazione e goditi il sole!

Scegli il Costume Giusto (1-2 Settimane)

La scelta del costume da bagno è un momento importante per sentirsi sicuri e a proprio agio. Ecco alcuni suggerimenti per trovare il costume perfetto:

Valorizza il Tuo Corpo:

Ogni corpo è unico, quindi cerca un costume che metta in risalto le tue caratteristiche migliori.

Se hai una figura a clessidra, opta per un bikini. Se preferisci coprire di più, scegli un costume intero o un tankini.

Prova Diversi Modelli e Colori:

Non accontentarti del primo costume che provi. Prova diversi modelli e colori per vedere cosa ti sta meglio.

I colori scuri tendono a snellire, mentre i colori vivaci attirano l'attenzione.

Considera il Tipo di Corpo:

Corpo a Mela: Se hai spalle larghe e vita meno definita, scegli un costume che accentui la parte inferiore, come uno slip con dettagli o una gonna.

Corpo a Pera: Se hai fianchi larghi e spalle più strette, punta su un top con dettagli o colori vivaci per bilanciare la figura.

Corpo Rettangolare: Se hai una figura più lineare, crea curve con costumi con volant, scollature o dettagli laterali.

Comfort e Copertura:

Scegli un costume che ti faccia sentire a tuo agio. Se non ti piace mostrare troppa pelle, opta per un costume intero o un bikini.

Controlla la copertura del costume sul retro. Alcuni hanno tagli più bassi, mentre altri coprono di più.

Dettagli Strategici:

Scollature: Le scollature a V allungano il collo e slanciano la figura.

Volant e Drappeggi: Aggiungono volume e creano curve.

Costumi con Ferretto o Imbottitura: Sostengono il seno e danno forma.

Taglia Giusta:

Non sottovalutare l'importanza della taglia. Un costume troppo stretto o troppo largo non ti farà sentire a tuo agio.

Consulta le tabelle delle taglie e prova diversi modelli.

Accessori Abbinati:

Un cappello a tesa larga, occhiali da sole e sandali completano il look da spiaggia.

Scegli accessori che si abbinino al tuo costume.

Sorridi e Cammina con Fiducia!

Alla fine, il tuo atteggiamento conta più di qualsiasi altro dettaglio. Indossa il costume con fiducia e sorridi!

Buona ricerca e trova il costume che ti fa sentire al meglio!

Autostima e Positività (Sempre)

La tua autostima e il tuo atteggiamento positivo sono fondamentali per sentirsi sicuri e a proprio agio in costume da bagno. Ecco alcuni suggerimenti per coltivare una mentalità positiva:

Accetta Te Stesso:

Ogni corpo è unico e meraviglioso. Accetta le tue imperfezioni e apprezza ciò che rende speciale te stesso.

Concentrati su ciò che ami del tuo corpo anziché sulle critiche.

Apprezza i Progressi Fatti:

Ogni piccolo passo verso il tuo obiettivo conta. Celebrali!

Ricorda che il percorso verso la prova costume è un processo, e ogni sforzo è importante.

Visualizza Te Stesso con Sicurezza:

Immagina di indossare il tuo costume con fiducia. Visualizza te stesso mentre cammini sulla spiaggia o ti rilassi in piscina.

La tua mente segue le tue immagini mentali, quindi crea una visione positiva di te stesso.

Sorridi e Cammina con Fiducia!:

Un sorriso è il miglior accessorio. Mostra il tuo miglior sorriso e cammina con fiducia.

La tua postura e il tuo atteggiamento influenzano la tua percezione di te stesso e degli altri.

Evita il Confronto:

Non confrontarti con gli altri. Ogni persona ha il proprio percorso e la propria bellezza.

Concentrati su te stesso e sui tuoi progressi.

Affronta le Critiche con Empatia:

Se qualcuno fa commenti negativi, ricorda che spesso riflettono le insicurezze della persona che li esprime.

Non prendere le critiche a cuore e mantieni la tua positività.

Cura la Tua Mente e il Tuo Corpo:

Pratica la gratitudine e concentra la tua attenzione su ciò che va bene nella tua vita.

Fai attività che ti rilassano, come la meditazione o lo yoga.

Indossa il Tuo Costume con Orgoglio:

Alla fine, il costume da bagno è solo un indumento. Quello che conta davvero è come ti senti dentro di te.

Indossalo con orgoglio e goditi ogni momento al sole!

Buona autostima e preparati a mostrare la tua bellezza!

Ultimi Ritocchi (1-2 Giorni Prima)

Stiamo arrivando alla fase finale della tua preparazione per la prova costume. Ecco alcuni suggerimenti per gli ultimi ritocchi:

Depilazione:

Prenditi cura della depilazione. Scegli il metodo che preferisci: ceretta, crema depilatoria o rasoio.

Ricorda di farlo almeno un giorno o due prima della prova costume per evitare irritazioni.

Manicure e Pedicure:

Unghie curate aggiungono un tocco di eleganza. Taglia le unghie e applica uno smalto trasparente o colorato.

Se vuoi osare, scegli colori vivaci o disegni divertenti.

Preparazione Mentale:

Visualizza te stesso mentre indossi il costume da bagno con sicurezza e orgoglio.

Rafforza la tua autostima e ricorda quanto hai lavorato per arrivare fin qui.

Scegli il Costume e gli Accessori:

Prova il costume da bagno scelto e assicurati che ti calzi perfettamente.

Abbinaci un cappello, occhiali da sole e sandali per completare il look.

Rilassati e Respira:

Non stressarti troppo. Hai fatto tutto il possibile per prepararti.

Respira profondamente e goditi il momento.

Mostra il Tuo Migliore Sorriso!

Alla fine, il tuo atteggiamento e il tuo sorriso sono ciò che conta di più.

Indossa il tuo costume con orgoglio e mostra al mondo la tua bellezza! Buona fortuna e preparati a brillare sotto il sole!

Mostra il Tuo Migliore Sorriso!

Eccoci arrivati all'ultimo passo della tua preparazione per la prova costume: mostrare il tuo miglior sorriso!
Sorridi con Fiducia:

Un sorriso è il miglior accessorio che puoi indossare. Esprime positività e ti fa apparire più attraente.

Sii fiducioso e mostra al mondo la tua bellezza interiore.

Cammina con Fiducia:

La tua postura e il tuo atteggiamento influenzano la tua percezione di te stesso e degli altri.

Cammina con sicurezza sulla spiaggia o ai bordi della piscina. Immagina di essere una superstar!

Apprezza i Progressi Fatti:

Ricorda quanto hai lavorato per arrivare fin qui. Ogni piccolo passo conta.

Non concentrarti solo sul risultato finale, ma apprezza anche il percorso.

Sii Gentile con Te Stesso:

Non lasciare che i pensieri negativi rovinino il tuo momento. Accetta te stesso e apprezza ciò che sei.

Se ti senti insicuro, ricorda che tutti hanno le loro insicurezze.

Goditi il Sole e il Mare:

L'estate è un momento di gioia e divertimento. Rilassati, nuota e goditi il caldo sole.

Non lasciare che l'ansia ti impedisca di divertirti.

Sorridi e Mostra al Mondo la Tua Bellezza!:

Indossa il tuo costume con orgoglio e mostra il tuo miglior sorriso.

Ricorda che sei bellissimo proprio così come sei!

Esercizi Fisici da Fare All'Aperto e in Casa

Ecco una selezione di esercizi che puoi fare sia all'aperto che a casa, senza bisogno di attrezzi particolari. Ricorda di adattare l'intensità e la durata degli esercizi alle tue esigenze personali e di consultare un professionista se hai dubbi o condizioni di salute particolari.

Allenamento All'Aperto

1. **Corsa o Camminata**:

   Scegli un percorso all'aperto e fai una corsa o una camminata.

   L'aria fresca e la varietà del paesaggio rendono l'allenamento più piacevole.

2. **Jumping Jacks**:

   Stai in piedi con le gambe unite e le braccia lungo i fianchi.

   Salta aprendo le gambe e alzando le braccia sopra la testa. Ritorna alla posizione di partenza e ripeti.

3. **Push-Up**:

   Mettiti a terra a pancia in giù con le mani posizionate leggermente più larghe delle spalle.

   Spingi il corpo verso l'alto, estendendo le braccia. Torna alla posizione di partenza e ripeti.

4. **Squat**:

   In piedi, con i piedi alla larghezza delle spalle.

   Piega le ginocchia e abbassa il bacino come se ti stessi sedendo su una sedia invisibile. Torna in posizione eretta.

5. **Mountain Climber**:

   Mettiti in posizione di plank con le mani sotto le spalle e le gambe tese.

   Alterna le ginocchia portandole verso il petto, come se stessi arrampicandoti su una montagna.

6. **Plank**:

   Appoggia gli avambracci a terra e solleva il corpo, mantenendo una linea retta dalla testa ai talloni.

   Tieni la posizione per 30-60 secondi.

7. **Burpees**:

   Inizia in piedi, poi abbassati in posizione di plank.

   Fai una flessione, torna in posizione di plank e poi salta in piedi. Ripeti.

Allenamento a Casa

1. **Ginocchia al Petto**:

Sdraiati a terra con le braccia lungo i fianchi.

Solleva le ginocchia verso il petto, mantenendo la parte superiore del corpo a terra.

2. **Crunch**:

Sdraiati a terra con le ginocchia piegate e le mani dietro la testa.

Solleva la parte superiore del corpo verso le ginocchia, contrai gli addominali e torna alla posizione di partenza.

3. **Plank Laterale**:

Appoggia un avambraccio a terra e solleva i fianchi, mantenendo il corpo dritto.

Alterna i lati.

4. **Affondi**:

Fai un passo avanti con una gamba e abbassa il ginocchio posteriore verso il pavimento. Alterna le gambe.

5. **Jump Squat**:

Esegui uno squat e poi salta in piedi.

Ripeti.

6. **Superman**:

Sdraiati a terra a pancia in giù con le braccia e le gambe tese.

Solleva contemporaneamente braccia e gambe dal terreno.

7. **Stretching**:

Dedica del tempo allo stretching per migliorare la flessibilità e prevenire infortuni.

Scegli gli esercizi che preferisci e inizia a muoverti! Buon allenamento!

1. **Lunedì**:

Colazione: Cereali integrali, yogurt greco e una porzione di frutta.

Spuntino: Frutta secca o fresca.

Pranzo: Pasta integrale con verdure.

Cena: Vellutata di ceci e spinaci saltati.

Dopocena: Evita cibi pesanti, preferendo una tisana rilassante.

2. **Martedì**:

   Colazione: Pane ai cereali con miele o marmellata e latte o bevanda vegetale.

   Spuntino: Lamponi freschi.

   Pranzo: Insalata di orzo con verdure dell'orto.

   Cena: Branzino al forno con patate.

3. **Mercoledì**:

   Colazione: Smoothie proteico con banana e spinaci.

   Spuntino: Centrifugato o estratto di frutta e verdura.

   Pranzo: Insalatona con uova sode e pane integrale.

   Cena: Tempeh con verdure di stagione.

4. **Giovedì**:

   Colazione: Frittata con verdure e formaggio.

   Spuntino: Mandorle e un frutto fresco.

   Pranzo: Insalata di quinoa con feta e olive.

   Cena: Filetto di manzo con asparagi.

5. **Venerdì**:

   Colazione: Pancakes proteici con mirtilli.

   Spuntino: Yogurt greco con mirtilli e noci.

   Pranzo: Insalata di gamberetti con avocado.

   Cena: Polpettine di tacchino con purè di patate.

6. **Sabato**:

   Colazione: Frittata con verdure e formaggio.

   Spuntino: Carote baby con hummus.

Pranzo: Insalata di quinoa con feta e olive.

Cena: Pesce spada alla griglia con zucchine.

7. **Domenica**:

Colazione: Smoothie verde con proteine.

Spuntino: Mandorle e un frutto fresco.

Pranzo: Insalata di orzo con verdure dell'orto.

Cena: Vellutata di ceci e spinaci saltati.

Presupposto Importante: Consulta un Professionista

Prima di intraprendere qualsiasi tipo di attività fisica o seguire una dieta, è fondamentale consultare un medico, un nutrizionista o un dietologo. Queste figure professionali possono fornirti indicazioni personalizzate in base alle tue esigenze, condizioni di salute e obiettivi specifici.

Ricorda che ogni persona è diversa e ciò che funziona per qualcuno potrebbe non essere adatto a te. Non esitare a cercare supporto professionale per garantire che le tue scelte siano sicure ed efficaci.